APPEL

AUX

PRATICIENS IMPARTIAUX

ET ÉCLAIRÉS.

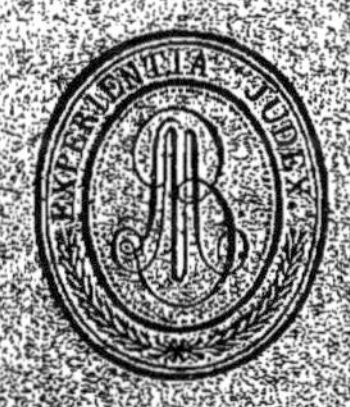

A PARIS,

CHEZ L'AUTEUR, RUE SAINT-THOMAS-D'ENFER, N° 5,
PRÈS LE LUXEMBOURG.

MARS 1823.

APPEL

AUX

PRATICIENS IMPARTIAUX ET ÉCLAIRÉS

Sur la Réfutation en regard du Rapport de la Commission de l'ancienne Faculté de Médecine de Paris, par les Faits consignés dans les Procès-verbaux réguliers des nombreuses Expériences publiques et que cette Commission a *confirmés*, relative à la Méthode et au Remède inventés en 1794 (et constamment proposés depuis cette époque malgré les *incidens* consécutifs d'un parti secret d'opposition ou d'un *esprit de coterie*), par Mettemberg d'après une invitation du Gouvernement français à tous ses Officiers de santé militaires, c'est-à-dire à la nouvelle pratique médicale révulsive et uniforme, pour guérir et prévenir les effets externes et internes de la Gale en général, *sans soustraire les Soldats et les Artisans à leur service et à leurs travaux, ni à leur régime habituel.*

CETTE DÉCOUVERTE EST TRÉS IMPORTANTE, NON-SEULEMENT POUR LES ADMINISTRATIONS PUBLIQUES, MAIS ENCORE POUR LA SOCIÉTÉ ENTIÉRE.

A PARIS,

Chez l'Auteur, rue Saint-Thomas-d'Enfer, n° 5, près le Luxembourg.

MARS 1823.

Toutes les formes établies par les Décrets généraux des 18 août et 25 décembre 1810 ayant été *observées* par les Commissions d'Examen et de Révision des Remèdes secrets, et ensuite *outre-passées* par la Commission de l'ancienne Faculté de Médecine de Paris, à l'égard de la Méthode et du Remède anti-psorique de *Mettemberg,* l'Inventeur persiste à demander au Gouvernement l'exécution pleine et entière desdites Lois, pour la publication *régulière* et l'emploi général de la véritable Formule de ce Remède secret, toujours *autorisé* d'après l'IDENTITÉ et la DÉDUCTION IMPARTIALE des Faits authentiques; laquelle Formule a été *déposée*, *exécutée* et *éprouvée* officiellement.

MINISTÈRE

DE

L'INTÉRIEUR.

BUREAU

DES

SECOURS ET HOPITAUX.

REMÈDES SECRETS.

Communication d'un Extrait du Rapport de la Faculté de Médecine, sur la Quintessence anti-psorique.

Paris, le 23 février 1821.

Le Conseiller d'Etat chargé de l'Administration des Hospices et des autres Etablissemens de Bienfaisance,

A Monsieur METTEMBERG, Officier de santé.

Vous avez demandé, Monsieur, communication du Rapport qui a été adressé, en 1815, par la Faculté de Médecine au Ministre de l'Intérieur pour lui rendre compte des Expériences comparatives qui ont été faites, d'après les ordres de son Excellence, dans les Hôpitaux de Paris, afin d'apprécier le degré d'utilité du Remède connu sous le nom de *Quintessence anti-psorique*, et de plusieurs autres remèdes proposés pour le traitement de la Gale.

Ce Rapport contient beaucoup de détails qui ne peuvent avoir pour

DÉCOUVERTE UTILE A L'HUMANITÉ.

A Monsieur le Baron Capelle, Conseiller d'Etat chargé de l'Administration des Hospices et autres Etablissemens de Bienfaisance,

Au Ministère de l'Intérieur.

OBSERVATIONS

Sur le Rapport de la Commission de la Faculté de Médecine de Paris, en date de 1815, au sujet de la *Méthode* et de la *Quintessence anti-psorique* de Mettemberg, tendantes à l'exécution du Décret du 18 août 1810, pour la publication régulière de la véritable Formule de ce Remède *secret*, toujours autorisé par le Gouvernement d'après les Procès-verbaux des expériences faites à l'Hospice de la Maternité, à Paris, et dans les Hospices de Lyon, Lille et Saint-Denis ;

Par Mettemberg, ancien Chirurgien-Major aux Armées, et actuellement de la Garde de la Chambre des Pairs, Chevalier de l'Ordre royal du mérite civil de Prusse, Inventeur et Défenseur de cette Découverte.

Paris, le 1er avril 1821.

Monsieur le Baron,

Cet Extrait du Rapport de la Commission de la Faculté de Médecine ne répond essentiellement :

1°. Ni à la Décision Ministérielle, du 20 juillet 1813, qui ordonnait qu'il fût répété à Paris, en partie à l'Hôpital civil de Saint-Louis, et en partie à l'Hôpital militaire du Val-de-Grâce, non-seulement des Expériences comparatives pour la guérison des Gales apparentes, mais encore des *Contre-épreuves* et un traitement de Gales *dégénérées,* sans lesquels ces Expériences comparatives ne pouvaient être concluantes, et ne devenaient que l'échappatoire *d'un esprit de coterie :* elles ne prouvent rien pour l'économie du temps et des dépenses, *puisque ma Méthode n'exige aucune journée d'Hôpitaux.* L'Administration voudra bien considérer qu'il n'y aurait jamais d'adoption de Découvertes utiles en aucune partie, si on en présentait l'examen sous un faux point de vue !

2°. Ni à l'Appel que le Gouvernement français fit, en l'an 2, à tous les Officiers de santé militaires, de s'occuper à découvrir un Procédé curatif et préservatif des effets de la Gale, par la destruction du principe de cette maladie, *pour le substituer aux*

1

vous aucun intérêt; mais je vais, puisque vous le désirez, vous en faire connaître la substance, en ce qui vous concerne.

Il résulte des Procès-verbaux qui ont été signés par vous et par les Commissaires de la Faculté, que sur treize malades qui ont été traités par la Quintessence anti-psorique, deux sont sortis, sur leur demande, sans être guéris; le premier, après quinze jours de traitement; le second, après trente-un jours; que quatre sont sortis guéris après un traitement de vingt-six jours.

ci..................... 104 jours.
Un après 31 jours... 31
Six après 51 jours... 306

Le terme moyen de la durée du

anciennes méthodes, que l'Expérience doit faire abandonner comme *palliatives* et *dangereuses*, et dont les bains sulfureux du docteur Jadelot et les fumigations sulfureuses du docteur Galès ne sont qu'un perfectionnement incertain, trop rarement suffisant et trop souvent impraticable.

3°. Ni à ma *nouvelle* Méthode, *inverse de toutes les Pratiques usitées jusqu'à ce jour*, qui guérit et préserve des effets externes et internes de la Gale en général les Soldats et les Pauvres à domicile, sans les détourner de leur service et de leurs travaux; sans les assujettir à aucun régime particulier; sans leur donner aucune odeur désagréable; sans altérer le linge et les vêtemens qu'ils portent; *sans entraîner aucun accident consécutif, quand on a fidèlement observé mon Instruction.*

A ces avantages il faut ajouter qu'il n'en coûterait presque rien au Gouvernement pour ses Corps armés, sa Marine, ses Etablissemens de Bienfaisance, ses Ateliers, ses Prisons, et, à la prospérité de l'Agriculture, pour ses Haras et Bergeries, lorsque le Décret du 18 août 1810 serait exécuté à l'égard de ma Découverte anti-psorique. Je mets en fait que le Gouvernement pourrait changer insensiblement en des Ateliers productifs ou en d'autres Etablissemens utiles, la moitié des Hôpitaux (source de mille abus), qui deviendraient superflus et qui coûtent par an plusieurs millions à l'Administration publique.

4°. Ni à l'état actuel de la Science, telle que la professent même les Facultés de Médecine, et qui m'a conduit dans ma Pratique médicale militaire et civile à inventer et perfectionner ensuite un Procédé anti-psorique, en tout conforme aux lois de la Nature.

Quoique ces Procès-verbaux (rédigés par l'un des Commissaires, tandis que, d'après l'Arrêté du Ministre, ils auraient dû l'être par l'Agent de surveillance) fassent entrevoir la prévention, l'humeur et la réticence, pour ne pas en dire davantage, ils se rapportent essentiellement par l'identité des effets, les progrès et toutes les circonstances de mon traitement par lotions, aux Procès-verbaux réguliers des premières Expériences publiques, faites à l'Hospice de la Maternité de Paris, et aux Procès-verbaux de celles renouvelées dans les Hospices de Lyon, Lille et Saint-Denis, qui ont été sanctionnés par le Décret spécial du 6 février 1810. Partout les résultats sont les mêmes; et la vertu *révulsive* ou *expulsive* de mon Spécifique, unanimement constatée par les Commissaires, explique elle-même comment et pourquoi la Quintessence anti-psorique guérit progressivement et plus lentement la Gale que tous les autres remèdes.

Les deux malades (Lebergue et Rondeau) qui sont sortis, *sur leur demande*, sans être reconnus guéris, l'auraient été entièrement comme les autres, s'ils fussent restés le temps suffisant, ainsi que le prouve le Procès-verbal du 18 décembre 1813, dont suit l'extrait:

« Les malades soumis aux lotions avec la Quintessence ne sont traitement de onze malades sortis a donc été de 40 jours.

La Faculté a examiné comparativement le traitement par les bains sulfureux préparés avec le sulfure de potasse, suivant la Méthode de M. *Jadelot,* et par les fumigations sulfureuses, suivant le Procédé de M. le Docteur *Galès ;* elle a reconnu que la durée moyenne du premier traitement appliqué, il est vrai, à des enfans, n'était que de treize jours un tiers ; et la durée du second, de huit jours et demi seulement, quoique ces dernières expériences eussent été faites sur douze galeux adultes.

» pas guéris : de nouvelles éruptions paraissent chez la plupart » avec moiteurs et démangeaisons. Le nommé *Lebergue,* se » présentant comme guéri, ne le paraît point aux Membres de » la Commission ; néanmoins le Malade déclarant n'éprouver, » depuis huit jours, aucune démangeaison, on lui accorde la » permission de sortir de l'Hôpital.

» Il déclare qu'il ne ressent plus de douleurs de rhumatisme » qu'il éprouvait depuis long-temps dans le bras et dans la » jambe.

» *Il y a de l'amélioration dans l'état général des malades.* »

L'Administration voudra bien encore observer qu'un de mes malades, nommé *Novag,* a continué à être employé aux travaux extérieurs de l'Hôpital, et qu'en conséquence il a été exposé sans danger à l'impression du froid dans l'intervalle des lotions. (Voir le Procès-verbal du 15 décembre 1813.)

Les quarante jours, calculés par les Commissaires de la Faculté pour terme moyen de la durée de mon traitement, comme *curatif* des effets extérieurs de la Gale, ne peuvent point entrer en comparaison avec le temps employé par les autres méthodes, puisqu'il n'exige aucun séjour d'Hôpitaux, qu'il est destiné, au contraire, à être employé dans les Corps armés eux-mêmes, et chez les Pauvres à domicile par les établissemens de Bienfaisance. D'ailleurs, ces Expériences ont été faites en hiver, époque où le traitement par mon Procédé, comme curatif, est naturellement plus long que dans les autres saisons.

L'essentiel est que les Galeux restés à l'Hôpital, qui ont été lotionnés dans ma *Piscine,* aient été tous reconnus guéris par les Commissaires de la Faculté, et qu'ils soient sortis avec un bon sommeil, un bon appétit, la liberté de toutes leurs fonctions et notamment de celles de la peau qui ont été diminuées ou interceptées par les méthodes comparatives.

Les Procès-verbaux que j'ai signés à l'Hôpital Saint-Louis font bien mention d'un traitement comparatif *par les bains sulfureux* du docteur J**ADELOT**, sur *douze* galeux adultes ; lequel fut commencé le 13 décembre 1813, et terminé le 3 janvier 1814. Il résulte des Procès-verbaux des 20 et 22 décembre 1813 que la plupart des malades qui paraissaient guéris après avoir pris chacun *treize* bains, dont souvent deux par jour, ont offert de nouveaux boutons, et ont éprouvé des démangeaisons. Leur traitement a été repris, et quelques-uns l'ont porté à *vingt-six* bains sulfureux. Mais je n'ai nulle connaissance d'un traitement curatif appliqué à des enfans, dont la durée moyenne n'était que de *treize jours et un tiers ;* ce que cependant je ne révoquerai nullement en doute.

Je ne disconviens pas non plus que le terme moyen d'un traitement comparatif par les *fumigations sulfureuses* du docteur G**ALÈS** sur *douze* galeux adultes n'ait été que de *huit* jours et *demi.* Mais le docteur G**ALÈS**, craignant mes observations, s'opposa, au mépris de l'Arrêté du Ministre, à ce que je fusse réci-

De cet examen comparatif, la Faculté tire la conclusion que votre Mode de traitement est de beaucoup plus long et moins économique que celui qui a été proposé par MM. *Jadelot* et *Galès*.

proquement témoin de l'application et des résultats de sa méthode ; et le Commissaire de service journalier, M. RICHERAND, se déclarant incompétent, on convint que la question serait décidée par la Commission assemblée. Voici ma réclamation qui est insérée au Procès-verbal du 8 décembre 1813 :

« M. *Mettemberg* fait observer que M. *Galès* s'étant opposé à ce
» qu'il fût témoin de l'application et des résultats de sa méthode,
» par les *fumigations sulfureuses*, sa signature ne peut servir à
» constater les faits y relatifs ; et attendu que l'opposition en
» question est contraire à la volonté de S. E. le Ministre de
» l'Intérieur, le sieur *Mettemberg* fait toutes réserves et protes-
» tations de droit, déclarant qu'il est loin de s'opposer à ce que
» le sieur *Galès* puisse connaître l'application et les résultats de
» sa Méthode par les lotions, et qu'il l'invite même à faire à cet
» égard toutes les observations qu'il jugera convenables. »

Il me fut seulement permis d'assister à la visite des malades soumis aux *fumigations* comme aux autres expériences comparatives, le 13 février 1813, époque où M. *Galès* présenta le restant de ses malades comme guéris. (Voir le Procès-verbal de ce jour, qui constate en outre que « l'un des deux individus qui,
» sans avoir actuellement la Gale, ont été soumis par M. *Galès*
» aux *fumigations sulfureuses*, a été atteint, pendant cette Ex-
» périence, d'un commencement de *jaunisse*). »

Chez tous les malades reconnus guéris de la Gale par cette méthode, je remarquai généralement la peau *crispée* et *desséchée*, le teint *pâle* et *décoloré* ; et je demandai à la Commission de la Faculté de les soumettre par mes lotions à la CONTRE-ÉPREUVE, afin de lui démontrer l'insuffisance des *fumigations* pour détruire le *virus* ou le principe de la Gale ; ce qui me fut refusé par la Commission, malgré les ordres positifs du Ministre. (Voir les Procès-verbaux des 18 et 25 décembre 1813.)

Sans entrer ici dans une discussion médicale, l'Administration voudra bien me permettre de lui faire observer qu'*affaiblir* fortement les galeux d'un côté (bains sulfureux), et d'un autre leur fermer hermétiquement les pores de la peau (fumigations sulfureuses), est une pratique *vicieuse* qui, en les guérissant très rapidement et parfaitement à *l'œil*, les ramène bientôt, pour la plupart, affectés de maladies subséquentes, dans les Hôpitaux qu'ils remplissent, pour ne plus en sortir, très souvent. Le Gouvernement en a la preuve dans les *moribonds* que j'ai choisis à Lyon dans les rangs des malades de l'Hôtel-Dieu, et que j'ai guéris par l'effet *indicatif* et *expulsif* ou *révulsif* de ma Quintessence.

Un pareil mode de traitement n'est-il pas contraire aux efforts et à l'ordre de la nature ?

Partant, l'Administration peut s'assurer si, depuis quatre ans que l'usage des *fumigations sulfureuses* a été recommandé et établi dans les Hôpitaux, le nombre des malades en général, au lieu d'être diminué, n'est point au contraire augmenté et entre-

tenu par des *exeat illusoires,* au moyen desquels les mêmes individus sortent aujourd'hui pour rentrer demain?

Qu'importe la longueur du traitement à domicile par ma
Quintessence anti-psorique? Je mets en fait que chaque Galeux
guéri ne reviendrait pas à 3 francs à l'Administration, puisque,
depuis *vingt-sept* ans, j'entreprends la cure, dans les Corps
armés, à ce prix-là. Maintenant, je demande si mon Mode de
traitement anti-psorique n'est pas, au contraire, plus économique que celui qui a été proposé, 20 ans après, par les docteurs
Jadelot et Galès, et qui exige nécessairement le séjour des malades dans les Hôpitaux, à raison des embarras qu'il entraîne?

Il paraît que, dans son Rapport à son Excellence, la Commission de la Faculté a omis de faire mention des autres Expériences *comparatives* qui ont eu lieu à l'Hôpital Saint-Louis,
et qui confirment l'effet *indicatif* et *révulsif* de la Quintessence
anti-psorique:

1°. Sur huit sujets reconnus avoir la peau saine, et, suivant
leurs déclarations, n'avoir eu la Gale de toute leur vie.

Il résulte de la lecture des Procès-verbaux, du 18 novembre
au 2 décembre 1813, qu'il ne leur est survenu aucune éruption
caractéristique et *critique.*

2°. Sur quatre autres individus venant d'être guéris de la
Gale par les anciennes méthodes.

Ils ont éprouvé successivement des éruptions avec démangeaisons et moiteurs. (Voir les Procès-verbaux du 28 novembre
au 11 décembre 1813, et notamment ce dernier qui porte
« qu'un d'entre eux offrait surtout beaucoup d'éruptions *entre*
» *les doigts et aux poignets;* qu'il est convenu avec MM. les
» Commissaires et nonobstant les *réclamations* de M. *Mettem-*
» *berg* de suspendre l'expérience sur les quatre femmes ayant eu
» la Gale. »)

Le Procès-verbal du 22 janvier 1814 constate aussi qu'à
l'Hôpital Saint-Louis j'ai rempli les mêmes formalités qu'ailleurs,
pour prouver l'effet *préservatif* ou *prophylactique* de la Quintessence anti-psorique.

Si les Commissaires de la Faculté eussent été de bonne foi,
avant d'exciter l'enthousiasme et de présenter à l'Administration une autre méthode curative de la Gale au lieu de la mienne,
je demande au Gouvernement:

1°. S'ils auraient dû refuser la *Contre-épreuve* que je leur ai
proposée pour leur démontrer l'insuffisance du mode de traitement par les *fumigations sulfureuses.*

2°. S'ils auraient dû éluder le traitement, ordonné par son
Excellence, des *Gales dégénérées,* qui leur aurait aussi démon-
tré l'insuffisance et le danger de toutes les anciennes méthodes
pour la guérison de la Gale, ainsi que le prouvent mes Expériences officielles, à l'Hôtel-Dieu de Lyon surtout.

3°. S'ils auraient mis dans le Procès-verbal du 22 janvier 1814, faisant clôture des expériences de l'Hôpital Saint-

Mais ce n'est pas seulement d'après les expériences faites à l'Hôpital Saint-Louis que la Faculté s'est formé l'opinion qu'elle a émise sur votre remède; elle rappelle dans son Rapport les expériences faites en 1806, par ordre du Ministre, à la Maison de Répression, à Saint-Denis, en présence de MM. Bourdois, Richerand, Alibert, et des deux Officiers de santé de l'Etablissement; elle cite les Conclusions peu favorables du Rapport rédigé par ces Commissaires.

Louis : « Pour les expériences ultérieures; la Commission ju-
» geant la saison peu favorable, s'ajourne au mois de mars
» prochain; M. *Mettemberg* sera averti de leur reprise. »
Depuis cette époque je n'ai reçu aucun avis.

Je demande à l'Administration si l'intrigue n'est pas palpable.

D'après les Instructions positives de S. E. le Ministre de l'Intérieur, en date du 31 mai 1806, ce n'était point des préventions qu'on traite d'argumens, mais des *Faits* que le Gouvernement demandait; et les Commissaires devaient se borner à constater l'état des Malades soumis à l'application de la *Quintessence antipsorique*. Or l'Administration voudra bien ne pas prendre en considération des conclusions de Rapport qui seraient en contradiction avec les *Faits* consignés dans les Procès-verbaux des Expériences.

Les Conclusions du Rapport rédigé par MM. les Commissaires aux expériences de la Maison de Répression de Saint-Denis, ne doivent m'être défavorables que sous la considération d'un traitement trop long pour la guérison des effets extérieurs de la Gale dans les Hôpitaux; car les Procès-verbaux de ces expériences, consignés dans un Registre *ad hoc*, constatent, au contraire, de la page 67 à la page 94, du 15 mars au 7 avril 1807, des *Faits positifs*, les plus intéressans et démonstratifs sur l'effet *indicatif* et *révulsif*, par la CONTRE-ÉPREUVE; je vais les rapporter ici.

La Commission spéciale a soumis à mon Procédé deux individus, *Augustine Prieur* et *Magdeleine Billien*, que MM. les Médecin et Chirurgien de la Maison venaient de guérir de la Gale par les méthodes usitées; et deux autres individus, *Marie Duprat* et *Adelaïde Thénard*, qui n'avaient jamais eu la Gale et qui se portaient bien d'ailleurs.

Il est survenu progressivement aux deux individus qui avaient eu la Gale, des *sueurs copieuses, accompagnées de fortes démangeaisons*, des *éruptions prurigineuses*, sous les formes *miliaire, dartreuse, érysipélateuse*, entre les doigts, à la paume des mains, aux poignets, aux plis des bras, à l'intérieur des cuisses et des jambes, aux pieds, enfin aux parties qui sont le plus habituellement le siége de cette affection; tandis que les deux autres individus qui n'avaient jamais eu la Gale, n'ont éprouvé aucun de ces effets; seulement, la transpiration a été chez eux généralement plus facile; mais il n'est survenu ni sueurs copieuses, ni démangeaisons, ni éruptions prurigineuses, réitérées aux parties également frottées. D'ailleurs, bonne santé.

Ces Procès-verbaux constatent aussi 1°. que la constitution de la plupart des malades a été *fortifiée* par mon Traitement, et notamment celle de Louise DÉLIMONT, *qui auparavant était obligée de suivre les murs pour se soutenir*: 2°. que l'effet *préservatif* ou *prophylactique* a eu lieu sur l'*Infirmière* désignée à cet effet comme sur moi, et sur six autres personnes qui suivaient les Expériences.

Elle rappelle également 1° que les Inspecteurs généraux du service de santé militaire donnèrent les Conclusions suivantes, d'après l'examen des nombreux Procès-verbaux dressés journellement, depuis le 1er septembre jusqu'au 29 novembre 1808, par les Officiers de santé en chef du Val-de-Grâce, en exécution des ordres du Ministre de la Guerre : « L'Eau anti-psorique de » M. Mettemberg n'est pas un re- » mède certain contre la Gale ; elle » a encore l'inconvénient de ne pou- » voir être employée sans danger. »

Dans un Mémoire adressé à S. E. le Ministre Directeur de l'Administration de la Guerre, le 30 novembre 1808, j'ai déjà eu l'honneur de faire observer

« 1°. Que les *Faits* consignés dans les nombreux Procès-ver- » baux des expériences faites au Val-de-Grâce prouvaient, au » contraire, que la Quintessence anti-psorique est un remède » certain contre la Gale, qui a l'avantage de pouvoir être em- » ployé sans accidens, sans inconvéniens, sans suites, sans le » secours d'aucun autre remède accessoire, sans Hôpitaux, et » dans les Corps armés eux-mêmes; et que ce spécifique, em- » ployé pendant quinze jours sur des individus soumis à la » *Contre-épreuve,* n'avait produit aucune éruption ni déman- » géaison ;

» 2°. Que MM. les Officiers de santé en chef de cet Hôpital » militaire et MM. les Commissaires, en constatant scrupuleu- » sement les *Faits,* ont en même temps constaté, *sans s'en* » *douter,* l'efficacité et la réalité de ma Découverte; car des » éruptions renouvelées pendant plus de deux mois et toujours » reconnues psoriques sur des individus soumis à l'expérience, » comme attaqués, soit fortement, soit légèrement, de Gale » simple, jointes aux sueurs qui ont eu lieu pendant la nuit » chez les uns et à l'augmentation de la transpiration chez les » autres, démontrent que cette maladie peut se trouver com- » pliquée en elle-même, et sont la preuve la plus démonstrative » de l'effet *indicatif* et *expulsif* ou *révulsif* de mon Procédé » anti-psorique ;

» 3°. Que mon Remède est véritablement une Invention, » puisque toutes les méthodes anciennes et ordinaires font dis- » paraître les éruptions de la Gale, tandis que ma Méthode, au » contraire, les fait reparaître, et les expulse au dehors jusqu'à » extinction totale de ce virus. »

Ainsi, MM. les Inspecteurs généraux ont bien plus suivi, dans leur rapport, l'impulsion de leurs systèmes que celle de la vérité des *Faits.*

L'un des Commissaires, M. PERCY, aurait pu se rappeler en même temps les cures nombreuses qui postérieurement ont été opérées à l'Armée active, par mon Procédé, sous ses propres yeux et malgré son opposition. Je me bornerai ici à citer la lettre suivante d'un *Chef de Corps* à M. DENNIÉ, Intendant général de l'Armée d'Espagne.

Madrid, ce 3 mars 1809.

Le Major du 27e *Régiment de Chasseurs à cheval,*

A M. l'Intendant Général.

« M. *Mettemberg* me communique une lettre, par laquelle » votre Excellence semble admettre que cet Officier de santé » traite pour la Gale les Militaires du 27e Régiment de Chas-

» seurs à cheval ; il est de mon devoir d'éclairer, dans cette oc-
» casion, la sollicitude de votre Excellence.

» Il y a au Régiment une quantité prodigieuse de Galeux.
» La maladie fait des ravages, et je me suis vu obligé de prendre
» des mesures pour les arrêter ; mais des Soldats casernés, cou-
» chés sur le carreau, sans paille, sans draps, dans des chambres
» où il n'y a ni fenêtres ni cheminées, pouvaient difficilement
» être assujettis à l'usage du soufre ; il aurait fallu en l'employant
» se préparer à leur donner des chemises après le traitement ; je
» n'en ai pas, et n'ai aucun moyen de leur en procurer ; il aurait
» fallu les tenir à la chambre, sans faire de service, cela est im-
» possible actuellement ; il aurait fallu disposer de 15 à 1800 fr. ;
» qui n'existent point à notre caisse, puisqu'à peine la solde et
» les dépenses de ferrage sont assurées. Dans cette alternative,
» j'ai engagé et autorisé MM. les Officiers de santé du Régiment
» à employer un Procédé très connu et découvert par M. *Mettem-*
» *berg.* Ce procédé ne présentait aucun des inconvéniens qui em-
» pêchaient le traitement par le soufre. L'*Eau de Mettemberg* a
» été employée, mais elle a été administrée non par l'Inventeur,
» mais par le Chirurgien-Major du Régiment. Depuis que le
» traitement est commencé, je me suis convaincu qu'il avait déjà
» parfaitement réussi sur plusieurs individus, et j'ai l'espoir as-
» suré qu'il produira les mêmes résultats pour tous les malades.

» Je ne vois pas pourquoi MM. les *Officiers de santé en chef*
» se sont effarouchés de voir employer un remède qui n'est pas
» dans le *Codex !* Ils auraient eu suffisamment d'occupations,
» s'ils avaient voulu tourner leur sollicitude sur les malades qui
» meurent dans les hôpitaux faute de soins, et ils auraient dû
» s'applaudir que dans les circonstances actuelles on diminuât
» le nombre des hommes destinés à encombrer les hôpitaux, et
» à cette considération ils pouvaient bien fermer les yeux sur
» les moyens employés, puisqu'ils réussissent.

» Monsieur l'Intendant-Général, votre Excellence ne peut
» pas ignorer que la Faculté, qui expédie tant d'hommes dans
» l'autre monde, tient à certains principes, plutôt par amour-
» propre que par intérêt pour les malades ; votre Excellence
» sait que l'Émétique et l'Inoculation ont éprouvé des contra-
» dicteurs, etc., pourquoi le Remède de M. *Mettemberg* n'en
» éprouverait-il pas aussi ?

» M. l'Intendant-Général, un Chef de Corps n'entend ni
» Médecine ni Chirurgie. Il ne voit que les résultats. Il n'est
» point obligé de savoir si telle pilule ou telle recette est
» adoptée par la Faculté ; voilà pourquoi j'ai cru pouvoir auto-
» riser l'usage de l'Eau de Mettemberg. Si votre Excellence juge
» que je doive la proscrire dorénavant, je la prie de me le faire
» savoir, et lui demande en même temps tous les moyens néces-
» saires pour continuer la cure par l'usage du soufre ; savoir :
» 1°. Une dispense absolue de service pour tout le Régiment
» pendant un mois ; 2°. une somme de 1800 francs en à-compte

» sur la masse générale pour achats de médicamens; 3°. une
» distribution de 800 chemises neuves pour renouveler celles
» qui seront perdues dans le traitement.

    » Je prie votre Excellence de recevoir l'assurance de
» la respectueuse considération de votre très humble
» serviteur.

        « *Signé* AMEIL. »

Nota. L'anéantissement du fléau de la Gale dans ce Régiment
par mon Procédé, qui a guéri les uns et préservé les autres, m'a
mérité la bienveillance de S. A. S. LE DUC RÉGNANT D'AREMBERG,
Colonel de ce Régiment, qui m'a autorisé, par Lettres-patentes du
20 août 1809, à établir dans ses États des Dépôts de ma Méthode et de mon Remède anti-psorique.

2°. Que l'extrait des Procès-verbaux dressés à la Maternité, en
l'an 9, n'était signé que de deux
Commissaires, tandis que les Procès-verbaux eux-mêmes, commen-
cés le 21 vendémiaire an 9, et ter-
minés le 20 nivôse de la même an-
née, avaient été signés de MM. *An-
dry, Auvity, Carret, Delunel* et
Lansel; que cet extrait fait mention d'expériences faites sur des individus qui ne résidaient pas à
l'Hospice, tandis que les Procès-
verbaux n'en parlent pas; que le
terme moyen de la guérison des
malades galeux ou présumés tels,
traités dans l'Hospice, sous les yeux
des Commissaires, a été de 51 jours.

Les Faits et les Résultats des premières expériences publiques
de la Quintessence anti-psorique faites à Paris, à l'Hospice de
la Maternité, ont été consignés dans neuf Procès-verbaux réguliers. M. Lansel, Chef de Division du Ministère de l'Intérieur,
avait été désigné par son Excellence pour s'assurer de l'exécution
des plus strictes formalités, faire l'ouverture des expériences
par un premier Procès-verbal, en dresser un autre tous les dix
jours, d'après les observations journalières, discutées et arrêtées
par les Commissaires, les Officiers de santé de l'Hospice et l'Auteur, prendre à chaque séance la signature des uns et des autres,
et enfin faire la clôture des expériences par un dernier Procès-
verbal.

Il n'en fallait pas davantage au Gouvernement, auquel j'ai déjà
eu l'honneur de faire observer que les nombreux Procès-verbaux
journaliers des Expériences publiques renouvelées dans les Hospices de *Lille, Lyon* et *Saint-Denis,* présentaient absolument
les mêmes Faits et les mêmes Résultats.

Au surplus, en supposant que le Rapport des deux Commissaires, ou l'extrait des Procès-verbaux dressés à la Maternité,
fasse en outre mention d'expériences faites sur des individus qui
ne résidaient pas à l'Hospice, cela ne peut nuire à la vérité
desdits Procès-verbaux (ce qui abonde ne vicie pas) ; et ce
Rapport n'avait nullement besoin de la signature des deux Officiers de santé de l'Hospice.

Ces Faits officiels réunis établissent par eux-mêmes les divers
effets que j'attribue à ce spécifique, savoir :

1°. *Curatif* en ce qu'il détruit radicalement le vice externe
et interne de la Gale (de dix jours à trois mois); car le principe de cette maladie simple ou récente en apparence peut
exister *intérieurement;* ce qu'annoncent toujours infailliblement
des éruptions successives.

Dans cette première qualité principale est comprise la qualité
fortifiante du Spécifique, en ce qu'il donne du ton au système
dermoïde, qu'il agit d'une manière douce et progressive par

2

3°. Que les conclusions de la Commission établie à l'Hôtel-Dieu de Lyon le 25 juin 1806, sont que votre Procédé est désavantageux, en ce qu'il agit sur l'économie comme tous les sels mercuriels, et qu'il ne devrait pas être préféré aux autres remèdes connus, et qu'il paraissait même inférieur aux remèdes anti-psoriques les plus ordinaires, soit par rapport à la promptitude, soit par rapport à la sûreté de la cura-tion.

les pores, qu'il préserve l'estomac et les autres viscères, qu'il ne dérange point les fonctions vitales et naturelles, et qu'enfin il rétablit le sommeil et excite l'appétit.

2°. *Indicatif*, parce qu'il fait connaître l'existence du vice psorique intérieur, en déterminant dans ce seul cas une éruption *prurigineuse* et *critique* (de cinq jours à un mois).

Dans cette seconde qualité principale sont comprises les qualités *révulsive*, *dérivative* et *expulsive*, savoir : *dérivative*, en ce qu'il établit aux parties sur lesquelles s'exercent les lotions, un point d'irritation existant ailleurs, comme, par exemple, une dartre, ou à la poitrine, ou à la figure, ou au *scrotum;* une douleur fixe à l'un ou l'autre des membres : *expulsive*, en ce qu'il continue de provoquer des éruptions *caractéristiques* et des sueurs abondantes jusqu'à extinction du vice psorique intérieur.

3°. *Préservatif* contre les effets de la contagion, en ce qu'il détruit le vice psorique dans son origine et en empêche la propagation avant le développement des signes qui caractérisent la Gale.

Dans cette troisième qualité principale est comprise la qualité du meilleur des *Cosmétiques*, en ce qu'il corrige la sécheresse de la peau, lui rend sa douceur et son élasticité naturelles, et qu'il éclaircit le teint.

Dans mon Mémoire à S. E. le Ministre de l'Intérieur, daté de Lyon le 3 septembre 1806, j'ai déjà eu l'honneur de répondre à l'Opinion que vingt-deux Médecins-Commissaires, aux Expériences publiques faites à l'Hôtel-Dieu de cette ville, ont émise *en contradiction avec eux-mêmes*, c'est-à-dire aux Faits consignés dans les Procès-verbaux journaliers, dont ils ont officiellement reconnu l'authenticité et la véracité. En voici un extrait qui réfute le paragraphe en regard :

« Mon Remède, introduit dans la masse humorale par absorp-
» tion cutanée, doit naturellement et nécessairement agir par
» tous les émonctoires. Mais ma Méthode de l'employer a pour
» résultat d'éviter et d'empêcher la salivation dans tous les cas;
» de laisser agir la nature par les selles et les urines, et de diriger
» toujours, d'une manière douce et progressive, l'expulsion du
» vice psorique par les pores. Les observations de *Dessi* et *Dop-*
» *perkir* sont les preuves de ce que j'avance à cet égard.

» On doit reconnaître la supériorité d'un Remède qui, au
» lieu de répercuter la Gale, comme la plupart de ceux qui ont
» été employés avant ma Quintessence, opère son retour à la
» peau, lorsqu'elle a été mal traitée, qui convient exclusivement,
» dans tous les cas de Gale rentrée, quelque complication qui
» existe comme effet de cette répercussion; et l'expérience l'a
» prouvé à ma satisfaction et pour le bonheur de *Robin*, HYDRO-
» PIQUE; de *Châtelin*, affecté D'UN CRACHEMENT DE SANG, par suite
» de l'irritation que le vice psorique avait produit sur l'organe
» pulmonaire; du conscrit *Berthet*, affecté d'une Gale DARTREUSE
» universelle, avec une constitution très affaiblie et complication

» de *cachexie* et d'*affection de poitrine,* malade qu'ils avaient
» tous aussi condamné, etc. Or, si de tels miracles ne conver-
» tissent pas les Médecins, il faut que ces messieurs soient frap-
» pés d'un bien funeste aveuglement ou d'une prévention incu-
» rable! »

Je rappellerai encore ici, « 1°. deux Lettres dont les origi-
» naux, déposés au Ministère de l'Intérieur, ont été adressés à
» M. le docteur CARRET, alors membre du Tribunat, par deux
» Médecins des plus distingués de la ville de Lyon, et dont suit
» un extrait.

» 2°. Le Rapport, *exempt de toute prévention,* adressé à S. E.
» le Ministre de l'Intérieur, par M. le Président de l'Adminis-
» tration des Hôpitaux de Lyon. »

Lyon, le 1 septembre 1806.

« MONSIEUR ET CHER COLLÈGUE,

» La Commission dont je faisais partie a traité M. *Mettemberg*
» avec bien de la rigueur et n'a pu se défendre d'injustes pré-
» ventions; elles ont été même si fortes et si générales, que
» je n'ai pas eu le courage d'élever des réclamations qui eussent
» été entièrement perdues pour celui qui en était l'objet, et qui
» m'eussent valu sans doute l'honneur d'un troisième pamphlet.
» Ce que je puis vous dire seulement, c'est que les réclamations
» de M. Mettemberg sur l'Avis de la Commission sont fondées,
» et que, quoique je sois loin de donner à son médicament toutes
» les qualités possibles, je sens qu'il doit rester dans l'art, et
» qu'il sera utilement employé dans le grand nombre des cas
» pour lesquels il l'a fait connaître.

» *Signé* PETIT, D. M. M.
» Membre du Jury Médical du département du Rhône. »

Lyon, le 1 octobre 1806.

« MONSIEUR ET TRÈS HONORÉ COLLÈGUE,

» La franchise avec laquelle M. Mettemberg soumettait les
» effets de son Remède aux regards et à la critique des Médecins
» m'avait donné une idée avantageuse de son caractère et de
» ses intentions. Malheureusement mon opinion n'a pas été par-
» tagée, et j'ai vu, dès le début de ses Expériences, qu'elles se-
» raient jugées par la prévention et la partialité la plus mar-
» quée. J'ai éprouvé dans cette circonstance, comme dans
» beaucoup d'autres, que les passions ne raisonnent pas, et que
» vouloir les combattre, c'est s'exposer à en être victime
» Les Pièces que M. Mettemberg vous communiquera vous prou-
» veront que ceux des Commissaires qui ont voulu être justes,
» en ont été punis par des injures et des Pamphlets : de pareilles
» sottises ne feraient qu'honorer ceux qui en sont les objets,
» si la société n'était composée que de sages. Mais à Lyon, le nom-
» bre des sots, des méchans et des envieux, l'emporte sur celui

2..

» des gens sensés. C'est à peu près partout comme à Lyon ;
» aussi les libelles font toujours quelque mal, et les gens qui
» aiment la paix n'aiment pas d'être plaisantés ou calomniés,
» même par des imbéciles. Je ne sais quel vertige s'est emparé
» des disciples d'Esculape dans ce pays : jamais ils ne firent plus
» d'efforts pour avilir la plus noble et la plus utile des professions :
» jamais ils n'y réussirent mieux! Quoi qu'il en soit de toutes
» ces réflexions qui sentent un peu l'humeur que me donnent les
» libellistes, je pense que le Remède de M. Mettemberg est très
» efficace contre les Gales les plus compliquées ; que, quoi qu'on en
» puisse dire, les *Faits* prouvent qu'il réussit là où les autres
» méthodes échouent ; et quand il pourra le publier, il fera un
» beau présent à la Thérapeutique.

» Signé MARTIN, aîné. D. M. »

Lyon, le 10 novembre 1808.

A S. Exc. Monseigneur le Ministre de l'Intérieur.

« M. Mettemberg ayant réclamé mon témoignage sur ce qui
» s'est passé à l'Hôtel-Dieu de Lyon ; je me borne à exposer à
» votre Excellence ce que j'ai vu, sans entendre en aucune
» manière m'immiscer dans des questions de Médecine, objet sur
» lequel je n'ai pas la moindre connaissance.

» Votre Prédécesseur ayant ordonné une Expérience à Lyon,
» l'Administration des Hôpitaux dont je suis membre mit à
» la disposition de M. le Préfet une salle de l'Hôtel-Dieu ; la
» Commission des Médecins ayant été formée, on y plaça douze
» Malades. Chaque semaine, en faisant une visite à l'Hôtel-Dieu,
» je visitai cette salle : des douze malades, plusieurs me parais-
» saient dans un état déplorable ; les uns avaient des signes
» apparens de Gale ; d'autres n'en offraient point ; un me parut
» *hydropique ;* ce dernier a eu d'énormes évacuations ; les autres
» ont montré successivement des éruptions à la peau, bien qu'il
» ne parût rien à ma première visite. Tous les douze sont sortis
» vivans de l'Hôtel-Dieu, tous les douze m'ont paru guéris ;
» ils avaient le visage de la santé, l'œil bon, le teint satisfaisant ;
» l'appétit était revenu. *Quelques-uns que j'ai eu depuis l'occa-*
» *sion de rencontrer* dans la ville m'ont assuré qu'ils se portaient
» à merveille, et se félicitaient du bonheur qu'ils avaient eu d'être
» tombés en des mains aussi habiles.

» Voilà, Monseigneur, ce que j'ai vu, ce que j'ai attesté à
» votre Prédécesseur, chez lequel j'ai rencontré une fois M. Met-
» temberg, ce que j'attesterai toujours, parce que c'est l'exacte
» vérité.

» Daignez agréer l'expression de mon profond respect.

» *Signé* VOUTY, Président du Conseil général d'Adminis-
» tration des Hôpitaux de Lyon, Premier Président de la Cour
» d'Appel, Commandant de la Légion d'honneur.

4°. Enfin que la Commission des Remèdes secrets a reconnu que le moyen proposé par vous n'était pas nouveau ; que depuis long-temps le sel mercuriel qui en fait la base avait été indiqué par plusieurs Praticiens, et souvent employé contre les diverses affections de la peau ; que l'usage de ce Remède pouvait occasionner des accidens graves, soit en arrêtant tout à coup la transpiration, soit par l'absorption du sel mercuriel qui pouvait donner lieu à des suites très fâcheuses.

Dans mon Mémoire en appel à la Commission de Révision des Remèdes secrets, adressé à S. E. le Ministre de l'Intérieur, le 14 juin 1811, j'ai déjà répondu à ces objections par les observations suivantes :

« La Commission d'Examen demande : ce Remède est-il nouveau ? Je soutiens et je démontre qu'il est nouveau.

» En donnant à ma liqueur le nom de *Quintessence anti-psorique* ou *Eau de Mettemberg*, j'ai pu me servir du mot *Quintessence anti-psorique* dans le sens métaphorique, comme étant *le remède le meilleur et le plus souverain contre la Gale*. Sous le rapport scientifique, je crois aussi avoir justifié la définition que donne la Commission du mot *Quintessence*; car mon Eau est le résultat de *distillations* et de *procédés longs et complexes*. En effet, le sel mercuriel qui fait la base de ma composition n'est-il pas un résultat chimique, qui demande de grandes précautions, et que la plupart des Pharmaciens cherchent même à éviter, en se procurant ce sel dans le commerce où il varie souvent de qualité ? L'Infusion Alcoolique de diverses plantes appropriées, diaphorétiques, vulnéraires et toniques, qui fait partie essentielle de ma Composition, non pas comme anti-psorique et pour dénaturer le sel mercuriel, mais bien pour en corriger suffisamment l'excès d'acide, favoriser la transpiration et changer en une vertu opposée les effets *astringens* et *répercussifs* ou *dangereux* de ce sel, n'est-elle pas par elle seule, cette infusion végétale spiritueuse, aussi bien une Quintessence que la teinture d'*Absinthe* composée, qui est connue en Médecine et en Pharmacie sous le nom de *Quintessence d'absinthe*. L'Acide dulcifié par l'alcool, qui entre également dans ma Composition, comme tendant encore essentiellement à énerver le sel mercuriel et à s'emparer de son excès d'acide sans dénaturer le sel, peut-il s'obtenir autrement que par des distillations réitérées ?

» La question est donc de savoir si ce n'est pas dans l'excès de l'acide du sel mercuriel que résident le *poison* et le *danger*, et si les additions que j'ai faites à la solution aqueuse à forte dose de ce sel, et que la Commission regarde comme tendantes uniquement à *masquer* ma Composition, ne sont point propres au contraire à énerver la substance nuisible, et à lui donner par là des propriétés *nouvelles* et opposées à la répercussion.

» Au surplus, la qualification (de Quintessence) donnée à mon Remède ne méritait guère l'attention de la Commission d'Examen, vu qu'elle n'influe en rien sur son efficacité : ce n'est ici qu'une simple dispute de mots, une querelle de sophistes ; mais je crois avoir pour moi et le mot et la chose.

» Je sais très bien d'ailleurs que le sel mercuriel, qui fait la base de ma *Quintessence anti-psorique*, et qui est souvent employé » *intérieurement* pour guérir la maladie vénérienne, a depuis

(14)

» long-temps été indiqué dans différens ouvrages de Médecine,
» comme propre à en faire des lotions ou frictions sur la peau,
» pour faire disparaître la Gale et même les Dartres dans quel-
» ques cas, soit en le dissolvant dans de l'eau distillée, soit en
» le mêlant avec de la graisse. Je sais aussi que ce moyen, très
» souvent dangereux, a été proscrit par les meilleurs Médecins,
» et n'a jamais été jugé digne d'entrer dans le *Codex*.

» Dans le moment actuel, il s'agit de résoudre la question de
» savoir si on avait déjà employé le sel mercuriel de la même
» manière et dans le même but que moi, et si je ne suis pas le
» premier qui l'ait employé en lotions ou frictions, ainsi que le
» prouvent les Procès-verbaux de mes expériences publiques,
» pour agir également comme médicament *interne*, et comme
» *révulsif* ou *dépuratif puissant*, propre à expulser hors du
» corps, principalement par des éruptions successives, et par
» l'augmentation de la transpiration, à fur et mesure de la ré-
» génération des humeurs, les Gales *répercutées*, *dégénérées* ou
» *dénaturées* qui obsèdent les organes internes, qui infectent
» la masse humorale, et qui sont la cause *occulte* de beaucoup
» de maladies consécutives.

» J'ai donc trouvé d'un côté le *secret* de préserver les malades
» des inconvéniens de ce sel mercuriel, et de l'autre côté, le
» moyen de les faire jouir de tous ses avantages, en lui créant
» de nouvelles propriétés par une dulcification et une Méthode
» particulière, *Propriétés et mode d'application qui avaient*
» *échappé jusqu'alors aux Médecins !*

» Cette conclusion de la Commission d'Examen, est en con-
» tradiction avec tout ce qu'elle a dit antérieurement, puisque
» tous les remèdes dont elle parle ne font que se rapprocher du
» mien, se composent d'élémens différens, ont besoin d'être ac-
» compagnés de régime et de remèdes intérieurs, et qu'enfin
» aucun de ces remèdes ne présente, comme le mien, des succès
» aussi constans que publics. Ma Quintessence a de plus l'avan-
» tage de rappeler à leur siége et de guérir les Gales imprudem-
» ment *répercutées* et *dégénérées*. Mon remède est donc *nouveau*,
» dans sa composition, dans la manière de l'administrer et dans
» ses effets ! C'est pourquoi j'ai pris pour épigraphe :

» *Si* METTEMBERG *est le premier, le seul qui ait trouvé le se-*
» *cret de rendre le sel mercuriel acide toujours utile dans les*
» *cas qu'il a indiqués, et jamais nuisible, sa découverte a né-*
» *cessairement le mérite de la nouveauté.*

» L'inconvénient de l'usage du Remède anti-psorique, que la
» Commission d'Examen ne devrait pas comparer avec le mien, se
» trouve encore prévu dans la composition de ma *Quintessence* et
» dans l'exposé de ma Méthode (que la Commission oublie ici,
» ou qu'elle feint d'ignorer). En effet, cette liqueur varie en la
» modifiant avec plus ou moins d'eau commune, *suivant l'état*
» *particulier de la peau, le degré de sensibilité actuelle, et*
» *beaucoup d'autres circonstances locales et individuelles.* Bien

» loin d'avoir à craindre dans *quelques cas que la lotion avec*
» *une Liqueur éminemment âcre et corrosive puisse , surtout*
» *lorsqu'elle est froide , occasionner un froncement ou un état*
» *de torpeur à la peau, arrêter tout à coup la transpiration, etc.,*
» j'ai trouvé le *secret* de prévenir tous ces inconvéniens, en ai-
» guisant suffisamment mon Remède d'*alcool , d'arome et de la*
» *partie extractive des plantes aromatiques ,* en prescrivant de
» faire les lotions dans un appartement échauffé ou à la douce
» chaleur du soleil, et de couper, dans *quelques cas,* ma *Quin-*
» *tessence* avec plus ou moins d'eau chaude. D'ailleurs les Pro-
» cès-verbaux de mes Expériences publiques prouvent , jusqu'à
» l'évidence, que ma Méthode excite les transpirations, au lieu
» de les supprimer, et reporte au contraire à la circonférence
» l'humeur qui obsède les organes intérieurs.

» Les dangers dont parle la Commission peuvent être attribués
» aux formules qu'elle a bien voulu comparer avec la mienne,
» et que je suis loin de défendre ; mais ils ne sont plus à craindre
» dans l'usage de ma *Quintessence,* attendu que le sel mercu-
» riel y est suffisamment corrigé par les additions qui en dé-
» truisent les effets dangereux , et que la dose et les modifications
» de mon Remède se trouvent indiquées dans l'Exposé de ma
» Méthode.

» Quant à l'irritation très grande à la peau, déterminée par
» ces lotions dans d'autres cas, je prie la Commission de Révi-
» sion de vouloir bien observer que mon Remède n'agit pas
» comme les *Rubéfians,* ou comme les remèdes connus jusqu'à ce
» jour, dans lesquels il entre le même sel mercuriel : 1°. Il ne
» produit pas toujours des éruptions à la peau ; 2°. Il guérit les
» éruptions apparentes et celles qu'il a occasionnées ; 3°. Son
» action n'est pas spontanée ; 4°. Les éruptions qu'il cause sont
» toujours accompagnées de démangeaisons ; 5°. Toutes les par-
» ties lotionnées ne sont pas toujours affectées d'éruptions ;
» 6° L'impression sensible qu'il occasionne à la peau n'est due qu'au
» vice psorique qui s'échappe par les pores transpirables , puis-
» que cette impression cesse dès que le vice est épuisé, et que
» l'effet du remède est alors de blanchir la peau et de lui rendre
» sa douceur et son élasticité naturelles. Les Procès-verbaux
» des Expériences ordonnées par S. E. le Ministre de l'Intérieur
» constatent tous ces effets ; et certes, les observations particu-
» lières de quelques Médecins égarés par la prévention, qui
» ferme toujours les avenues à la vérité, ne peuvent affaiblir les
» preuves publiques consignées dans ces nombreux Procès-
» verbaux.

» La Commission feint ici d'ignorer ce qu'elle sait cependant
» très bien, que la Médecine ne connaît point de moyen sûr de
» rappeler une Gale *répercutée,* à moins que ce moyen ne soit
» *l'inoculation* ou *l'infection,* tandis que mon Remède rappelle
» constamment le *virus* à la peau, son siége naturel, et dispense
» de recourir à aucun mode d'infection. »

Ainsi, dans leur rapport, les Commissaires de la Faculté de Médecine ont ressassé les préventions des autres, qu'ils ont traitées d'argumens, et que j'avais déjà parfaitement réfutées; et ils se sont bien gardés de parler des *mille et une* observations authentiques de PRATICIENS distingués, tant nationaux qu'étrangers, qui, reconnaissant l'existence des nombreuses victimes des Gales *dégénérées*, sont contraires à leur *Opinion*.

Au surplus, comme, en fait de théorie médicale, HIPPOCRATE dit *oui* et GALIEN dit *non*, le Gouvernement voudra bien ne s'en rapporter à l'égard de ma Découverte anti-psorique qu'aux *Faits* déjà sanctionnés par le Décret spécial du 6 février 1810.

Des Faits notoires sur l'utilité de mon Procédé existent même dans la 11ᵉ Légion de la Garde nationale de Paris, dont je fais partie comme Officier. En 1814, le fléau de la Gale exerçait ses ravages sur les malheureux *Tambours*. Sur l'invitation de l'État-major, je m'empressai de guérir les uns et de préserver les autres, *à mes frais*, sans les avoir soustraits à leur service, et sans que les gardes nationaux aient rien eu à redouter de leur fréquentation. (*Voir l'état de mes Services militaires et civils déposé au Ministère de l'Intérieur.*)

Il résulte au contraire, de tous les *Faits officiels* et *authentiques* réunis:

1°. Que mon Procédé est *nouveau*;

2°. Qu'il guérit toujours, mais progressivement;

3°. Qu'il ne présente aucun danger, et que l'emploi en est aussi simple qu'innocent;

4°. Que par sa manière d'agir toujours *révulsive* ou *expulsive*, il jouit nécessairement de la qualité *indicative* (puisqu'il démontre la présence du vice psorique), et de la qualité *préservative*;

5°. Qu'il est très économique par le prix du Médicament en lui-même, n'importe la durée du traitement, puisqu'il n'exige aucune journée d'hôpitaux;

6°. Qu'il mérite la préférence tant sur les méthodes anciennes que sur celles avec lesquelles on l'a comparé, et que de plus, il guérit les accidens occasionnés trop souvent par leur emploi, et préserve de la Gale;

Il en résulte en outre :

7°. Que, comme les anciennes Méthodes, il n'expose pas les Galeux à des *Maladies consécutives chroniques* qui encombrent les Hospices, sont l'écueil de la Médecine et forment le chapitre des GALES DÉGÉNÉRÉES, *dont la Faculté de Médecine de Paris n'admet pas l'existence, ou plutôt dont un esprit de corps fatal aux progrès de la pratique médicale s'obstine à cacher l'existence à l'*ADMINISTRATION*, pour le malheur de l'Humanité.*

8°. Que, comme elles, il n'assujettit pas les Galeux à *séjourner* soit dans les infirmeries régimentaires, soit dans les hôpitaux;

9°. Qu'il agit en fortifiant l'économie animale, tandis qu'elles

---

De toutes ces observations, la Faculté a tiré les conséquences suivantes :

1°. Que votre remède n'est pas nouveau;

2°. Que quand il guérit, ce n'est qu'après un long traitement;

3°. Qu'il présente de grands dangers dans son emploi;

4°. Qu'il ne jouit pas des qualités indicatives ni des qualités préservatives que vous lui attribuez;

5°. Que loin d'être économique, il est très dispendieux, soit par le prix des médicamens en lui-même, soit par la longue durée du traitement;

6°. Que loin de mériter aucune préférence, soit sur les méthodes anciennes, soit sur les méthodes avec lesquelles on l'a comparé, il leur est inférieur à tous égards.

l'affaiblissent, et qu'il est en tout conforme aux lois de la nature, que les autres méthodes contrarient;

10°. Qu'il *n'altère* ni le linge, ni les vêtemens, ni les fournitures, comme elles, et qu'il laisse même une odeur *agréable;*

11°. Qu'il *maintient* le Soldat en état de service, et l'Artisan en ses travaux;

12°. Qu'il peut être appliqué aux Pauvres, par les Etablissemens de Bienfaisance, soit à domicile, soit dans des Piscines publiques, et au Malheureux dans la prison;

13°. Que dès les premières lotions, le *virus* perd de sa nature contagieuse; et qu'une simple lotion journalière de 15 minutes, pendant 3o à 4o jours, *n'est même pas comparable* à des remèdes compliqués, aussi dégoûtans que dangereux, et à dix jours d'entassemens des galeux dans les asiles de *fièvres putrides;*

14°. Que mon procédé guérit les Gales de toute espèce, soit *apparentes,* soit *dégénérées* (de dix jours à trois mois), par la destruction successive de leur principe, tandis que les anciennes Méthodes, généralement plus expéditives pour faire disparaître parfaitement à *l'œil* les signes extérieurs du *virus,* ne sont que trop souvent des *palliatifs dangereux;*

15°. Qu'appliqué périodiquement aux Troupes, en lotions *préservatives* ou *prophylactiques,* mon Procédé anéantirait dans les Armées le fléau de la Gale, en maintenant une transpiration naturelle et une propreté qui contribueraient beaucoup à la santé générale du Soldat;

16°. Qu'il peut être employé avec succès et facilité dans toutes les saisons, comme sous tous les climats;

17°. Que son usage remplirait parfaitement le but que le Gouvernement s'est proposé en l'an 2, non-seulement dans l'intérêt des Armées, mais encore dans celui des Pauvres à domicile, et de la Société tout entière;

18°. Qu'il acquiert un nouveau degré d'intérêt par l'application qui peut en être faite à l'Agriculture, et notamment aux *Mérinos;*

19°. Que le Rapport de MM. *Richerand, Percy* et *Leroux* n'étant pas conforme aux Procès-verbaux qu'ils ont signés conjointement avec moi, portant la signature de M. *Dupuytren,* qui n'a assisté à aucune Expérience à l'Hôpital Saint-Louis, ne portant pas celle de M. *Dubois,* ne remplissant pas en entier l'Arrêté du Ministre du 20 juillet 1813, et ayant été communiqué *clandestinement* à mon *persécuteur public,* le sieur Cadet-Gassicourt, prouve qu'il y a eu *intrigue* et *abus* de confiance chez les Commissaires de la Faculté de Médecine;

20°. Qu'il est évident que le Rapport de la Commission d'Examen des Remèdes secrets, signé *Chaussier,* Président, et *Henry,* Secrétaire, est basé sur des opinions systématiques, et entaché de la partialité la plus marquée;

Tandis que ceux de la Commission de Révision composée de MM. les docteurs *Bosquillon, Bourdier, Pinel, Bourdois de*

J'ai dù me borner à vous com-
muniquer cet Extrait du rapport de
la Faculté, et je m'abstiendrai d'y
ajouter aucune observation, le Ministre de l'Intérieur n'ayant pas encore décidé quelle mesure il convient de prendre pour exécuter à
votre égard les dispositions du Décret du 18 août 1810.

J'ai l'honneur d'être,
   Monsieur,
     Votre très humble serviteur.

   Signé Baron CAPELLE.

la Motte, Lafisse, Balleroi et *Vauquelin*, reposant sur les
FAITS mêmes (passés depuis l'an 3, et alors présens à la *Piscine* de *Panthemont*), en sont parfaitement exempts.

Il est bien pénible pour moi, Monsieur le Baron, de démontrer que, depuis l'an 3, l'Administration est trompée, en ce
qui concerne ma Découverte anti-psorique, *par un esprit de
coterie* qui a exercé son empire absolu pendant le fort même
de la révolution, et qui continue à se jouer du Gouvernement,
en détournant celui-ci d'adopter la Découverte qu'il a provo-
quée lui-même, que l'Humanité réclame, et à laquelle j'ai con-
sacré ma vie. Je sens bien que l'Administration fatiguée ne
voulait plus s'occuper de moi en ce moment. Je pouvais at-
tendre, en jouissant de l'autorisation provisoire du Gouvernement. Mais *l'esprit de coterie* ne s'est point endormi ; et la
publication *irrégulière*, MÉCHAMMENT rendue inexacte et dange-
reuse, de la formule de la *Quintessence anti-psorique*, qui
vient d'avoir lieu par un criminel abus de confiance, et qui
en détruisant ma fortune compromet la santé publique, me
force à demander avec instance à l'Administration l'exécution
du Décret du 18 août 1810, auquel je me suis scrupuleuse-
ment conformé, et qui a été suspendu à mon égard, d'après
ce Rapport de la Commission de la Faculté de Médecine que
je viens de réfuter.

En conséquence, je vous supplie, Monsieur le Baron, de vouloir
bien prendre les mesures les plus promptes pour qu'il soit donné
suite à la proposition déjà faite par le Ministère en 1813, ten-
dante à l'exécution du Décret du 18 août 1810.

En me recommandant toujours à votre bienveillance et à
votre philantropie pour obtenir la justice administrative que
je réclame,

   Je suis avec un profond respect,
     Monsieur le Baron,
       Votre très-humble et très obéissant serviteur;

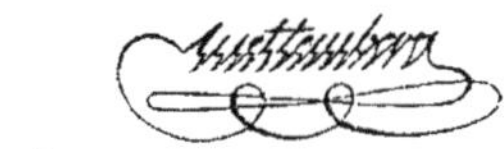

     Rue Saint-Thomas-d'Enfer, n°. 5.

De l'Imprimerie de HUZARD-COURCIER, rue du Jardinet, n° 12.

www.ingramcontent.com/pod-product-compliance
Ingram Content Group UK Ltd.
Pitfield, Milton Keynes, MK11 3LW, UK
UKHW021715090726
13657UKWH00005B/2259